Dʳ E. LOUMEAU
PROFESSEUR LIBRE DE CLINIQUE DES MALADIES
DES VOIES URINAIRES

NOTES

DE

CHIRURGIE URINAIRE

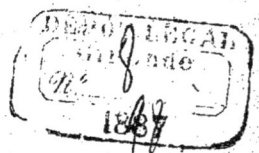

BORDEAUX

FERÊT & FILS, ÉDITEURS

15, Cours de l'Intendance, 15

1898

NOTES DE CHIRURGIE URINAIRE

Néphrectomie pour tuberculose primitive du rein....... 3

Castration pour hypertrophie prostatique............. 10

La résection des canaux déférents et l'hypertrophie de la
    prostate................................... 13

Pyonéphrose ou congestion rénale?.................. 17

Traitement des fistules vésico-vaginales par le procédé de
    dédoublement............................ 21

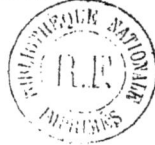

NOTES

DE

CHIRURGIE URINAIRE

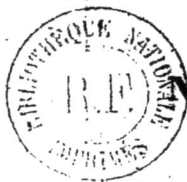

Néphrectomie pour tuberculose primitive du rein (¹);

Les cas publiés de tuberculose primitive du rein à forme hématurique sont encore peu nombreux. Plus rares encore sont les observations connues de néphrectomie pratiquée d'urgence pour tarir une hématurie rénale grave, réfractaire à tous les moyens médicaux. C'est pour cela que j'ai cru devoir communiquer le fait suivant au Congrès de Chirurgie. Il démontre une fois de plus la réalité de cette variété clinique de tuberculose rénale primitive, si justement désignée par Tuffier sous le nom de *forme hématurique* et vient témoigner, avec les cas de Tuffier, Routier, Albarran, en faveur de la légitimité de la néphrectomie primitive dirigée contre une hématurie rénale tuberculeuse menaçant à bref délai la vie du malade.

Voici très succinctement cette observation :

R..., âgée de vingt-sept ans, célibataire, issue d'un père tuberculeux, n'a jamais eu ni scrofules, ni bronchites suspectes, ni affection urinaire. Réglée régulièrement depuis l'âge de treize ans, elle a toujours vécu

---

(¹) Communication faite au XIᵉ Congrès français de Chirurgie, le 20 octobre 1897.

dans d'excellentes conditions hygiéniques et joui d'une bonne santé.

Le 2 mars 1896 au matin, sans cause appréciable, ni excès de régime, ni refroidissement, ni fatigue préalables, elle s'aperçut avec stupéfaction que le vase, où elle venait d'uriner sans la moindre gêne, ne contenait que du sang. Pendant quatre jours, à partir de ce moment, son urine fut constamment colorée en rouge, mais sans s'accompagner d'aucun trouble de la miction, qui n'était ni plus fréquente, ni plus douloureuse, ni plus difficile qu'à l'état normal. Aucune douleur, non plus, du côté du bas-ventre ou des reins.

Le 17 mars, deux jours avant l'apparition des règles, nouvelle hématurie, spontanée et indolente comme la première et, comme elle, indifférente au repos, à la fatigue, à l'influence du jour ou de la nuit. Cette hématurie dura dix jours, cessant seulement trois jours après la disparition du sang menstruel.

A partir du 30 mars, après une suspension de quarante-huit heures de l'hématurie, la malade vit réapparaître le sang dans ses urines. Depuis lors, l'hématurie fut continuelle jusqu'au jour où, après avoir consulté une dizaine de confrères et vainement épuisé toute la série des médicaments hémostatiques, elle se confia à mes soins, le 15 octobre 1896.

Très pâle, d'une pâleur de cire qui impressionne, très amaigrie, ayant peine à marcher, elle présente au plus haut degré tous les caractères d'une anémie profonde. Les urines qu'elle rend devant moi sont rouge clair et de coloration uniforme du commencement à la fin de la miction, comme en témoigne l'épreuve des trois verres. Il n'y a pas trace de caillots dans le liquide. Mais il y a eu précédemment à plusieurs reprises, me raconte la malade, des caillots minces et allongés dont l'émission était chaque fois précédée de douleurs très vives dans le flanc droit, s'irradiant depuis la région lombaire jusqu'au milieu du bas-ventre.

Le canal, libre à un explorateur à boule n° 22, laisse passer aisément une sonde rouge n° 19 qui évacue une cuillerée à café d'urine sanguinolente identique à celle que la malade a rendue tout à l'heure. Un lavage vésical à l'eau boriquée ressort limpide et complètement incolore. Le palper bimanuel me démontre ensuite la souplesse des parois vésicales dont le massage entre mes deux mains ne provoque aucun saignement.

. Les deux uretères sont imperceptibles et insensibles à la palpation, aussi bien que les deux reins qui ne sont ni abaissés, ni augmentés de volume, ni douloureux. Examen également négatif de la poitrine. Souffle anémique à la base du cœur.

Le 27 octobre, la malade n'a pas cessé de rendre des urines sanglantes, dont la quantité quotidienne varie de 1,500 à 1,700 grammes et où l'analyse a révélé à plusieurs reprises la présence du bacille de Koch. Par l'examen cystoscopique, précédé d'un abondant lavage de la vessie, il m'est facile de constater, avec l'intégrité du réservoir vésical, l'aspect normal de l'urine projetée par l'uretère gauche et, au contraire, la coloration rutilante du jet fourni par l'uretère droit. Le rein correspondant reste cependant négatif à l'exploration.

Le diagnostic de tuberculose primitive du rein droit à forme hématurique me paraît par trop évident. L'indication d'une néphrectomie destinée à conjurer les dangers d'une hématurie rebelle qui menace d'enlever prochainement la malade semble de plus en plus formelle. Mais les parents repoussent, pour le moment, toute idée d'opération.

Le 9 novembre, la malade a successivement deux syncopes en voulant se lever du lit pour uriner. Elle revient à elle au bout de quelques instants sous l'influence du décubitus horizontal et d'une injection d'éther. A partir de ce moment, elle ne quitte plus le lit. Sa faiblesse est telle qu'il lui est à peine possible de remuer les membres et de parler assez fort pour se faire entendre.

Les toniques, les reconstituants à haute dose, les injections hypodermiques d'éther, de caféine et de sérum artificiel, les inhalations d'oxygène ont été inutilement administrés à la suite du matico, de l'ergotine, de l'alun de fer, tour à tour donnés sans résultat. L'hématurie continue et la malade exsangue ne peut manquer de mourir d'un moment à l'autre dans une syncope. Devant l'imminence d'une mort inévitable, la famille accepte enfin la néphrectomie que je pratiquai, pour ainsi dire *in extremis,* le 10 novembre, non sans avoir prévenu l'entourage de l'éventualité d'une mort possible pendant l'opération.

Le rein droit est découvert par une incision lombaire presque transversale et légèrement curviligne. L'organe, libre d'adhérences, est assez facilement énucléé de sa loge et attiré au dehors. Son volume, son aspect et sa configuration extérieure sont ceux d'un rein normal. Fendu longitudinalement dans toute son étendue suivant son bord convexe, il ne présente au premier abord rien de suspect. Mais, après avoir comprimé soigneusement le pédicule et essuyé doucement avec le doigt les surfaces de section, je puis constater nettement sur l'une des tranches, au niveau de l'extrémité inférieure de l'organe, quelques petites taches translucides qui ne peuvent être que des tubercules crus. Après cette rapide constatation, je lie à la soie plate et je sectionne le pédicule vasculaire. L'uretère, disséqué dans l'étendue de quatre centimètres, paraît sain : je le coupe après ligature à la soie. Le champ opératoire, une fois l'hémostase parfaite, est fermé sans drainage par une suture à triple étage. L'opération, que j'avais hâte d'achever promptement, n'a pas duré plus d'une demi-heure et n'a présenté qu'un incident chloroformique, heureusement sans conséquence.

A partir de ce moment, les urines rendues par l'opérée n'ont pas cessé d'être claires. Elles ont donné, comme quantité journalière, les chiffres suivants :

1er jour	450 grammes.
2e —	600 —
3e —	700 —
4e —	750 —

5e jour....................	900 grammes.	
6e —	1,100	—
7e —	1,000	—
8e —	975	—
9e —	1,200	—
10e —	1,600	—
11e —	1,800	—
12e —	2,000	—
13e —	2,400	—
14e —	2,100	—
15e —	1,900	—
16e —	1,600	—
17e —	1,500	—
18e —	1,300	—
19e —	1,500	—
20e —	1,500	—

Par quatre fois l'on a recherché, sans les y rencontrer, les bacilles de Koch dans ces urines qui n'ont, par la suite, jamais rien présenté d'anormal.

Depuis l'opération, la malade est restée plusieurs jours extrêmement faible, avec température inférieure à 37º. Au bout de quatre jours, les forces, l'appétit, l'entrain ont reparu et le thermomètre est remonté à 37º5. L'opérée, guérie par première intention de sa plaie à la fin de la première semaine, pouvait se lever le vingtième jour. A partir de ce moment, l'embonpoint a remplacé peu à peu la maigreur d'autrefois, le teint s'est coloré, la santé est devenue de plus en plus florissante. Au bout de deux mois, le rein gauche avait notablement augmenté de volume et actuellement, onze mois et demi après la néphrectomie droite, il a sensiblement les dimensions doubles de ce qu'il était primitivement. La guérison, qui persiste aussi complète que possible depuis mon intervention, n'a été accidentée que par deux légères hémoptysies survenues en avril et mai dernier, au moment des règles, sans lésions appréciables du côté des poumons.

Quant au rein enlevé, il avait le volume d'un rein ordinaire. Il offrait à la coupe une assez vive congestion de la substance corticale, plus particulièrement au niveau de l'extrémité inférieure où existaient quatre petits noyaux tuberculeux, non ramollis, gros comme des têtes d'épingles et qui, pour des raisons indépendantes de ma volonté, n'ont pas été soumis au contrôle du microscope ni de l'expérimentation. Malgré cette lacune, le diagnostic anatomique de tuberculose rénale primitive, variété d'infiltration nodulaire discrète, ne me paraît point discutable, non plus que la forme hématurique qu'elle a cliniquement revêtue.

Je me contenterai de relever dans cette observation les deux points suivants :

1° D'abord le caractère des hématuries. Elles étaient hors de proportion par leur abondance avec les petits nodules tuberculeux qui paraissent en avoir été le point de départ et qui constituaient de véritables épines appelant autour d'elles l'énorme congestion rénale qui a pu fournir l'écoulement de sang si opiniâtre rendu par les urines. De plus, ces hématuries ne revêtaient pas la forme que présentent d'ordinaire les hématuries rénales tuberculeuses. Celles-ci, véritables hémoptysies rénales, rappellent beaucoup par leur nature congestive et leurs caractères cliniques les hémoptysies du début de la tuberculose pulmonaire. Elles se montrent sous forme de crises de courte durée, deux à quatre jours en moyenne, et apparaissent à intervalles de plus en plus éloignés à mesure que s'accentuent les lésions qui les engendrent. Si bien qu'avec le temps ces hématuries diminuent en général d'intensité et de fréquence. Chez mon opérée, au contraire, l'hématurie persista d'une façon à peu près continue pendant huit mois, expliquant surabondamment l'état d'anémie presque désespéré auquel je m'étonne toujours de n'avoir pas vu succomber cette malade. '

2° En second lieu, le résultat parfait de la néphrectomie. Il fut d'autant plus satisfaisant que la malade
était absolument exsangue au moment où il m'a été
permis d'intervenir et que, le danger immédiat de
l'acte chirurgical une fois conjuré, la guérison théra-
peutique ne s'est pas démentie depuis un an, aussi
radicale qu'on peut l'espérer quand il s'agit de tuberculose. Cette guérison, jointe à la disparition du
bacille de Koch dans l'urine fournie par le seul rein
gauche qui reste actuellement à la malade, plaide
nettement en faveur de l'unilatéralité habituelle de la
tuberculose rénale primitive.

Castration pour hypertrophie prostatique ([1]);

J'ai pratiqué deux fois seulement la castration pour hypertrophie de la prostate. Il s'agissait de prostatiques atteints de rétention chronique complète, dont j'ai rapporté l'observation au Congrès de Chirurgie de 1896 et que j'ai mentionnés ici même l'année dernière. Je désire donner les résultats éloignés de la castration dans ces deux cas.

Mon premier malade, âgé aujourd'hui de soixante-sept ans, avait depuis quatre ans et demi une rétention complète d'urine, avec infection vésicale et petit calcul secondaire découvert fortuitement par mon explorateur au moment où je l'opérai, le 23 mai 1896. Douze jours plus tard, je pouvais introduire dans son canal un lithotriteur, ce que ne m'avait pas permis plus tôt l'étroitesse de la filière urétrale, et broyer aisément le calcul. Seize jours après l'ablation des testicules, le malade urinait sans sonde, avec projection du jet à quarante centimètres; mais il ne pouvait évacuer qu'incomplètement sa vessie. Cinq mois après l'orchidectomie, la rétention incomplète persistait avec un résidu moyen de 30 centimètres cubes et la prostate, autrefois dure et grosse comme une mandarine, avait plus de souplesse et diminué d'un bon tiers. Actuellement, dix-sept mois après la castration, le malade urine facilement sans sonde. Si, sur ma recommandation, il se sonde matin et soir avec une sonde n° 16, c'est pour évacuer le résidu vésical qui

([1]) Communication faite au II° Congrès français d'Urologie de Paris, le 22 octobre 1897.

oscille entre 60 et 400 grammes et pour désinfecter la
vessie. La prostate, complètement effacée, ne se sent
pas plus au toucher rectal qu'au cathétérisme urétral.
Le malade a la vessie et les reins infectés, et dans sa
vessie existe un nouveau calcul phosphatique, dont je
le débarrasserai bientôt. Quant aux testitules posti-
ches en soie dont j'avais meublé ses bourses après la
castration, l'un deux, placé en dehors de la vaginale,
a déterminé, au bout de quelque temps, un travail
irritatif qui a abouti à son élimination; l'autre, en-
fermé dans la séreuse, y est resté parfaitement toléré.
A l'heure actuelle, il s'y mobilise avec la même liberté
et sans plus de gêne pour le malade qu'un testicule
réel, avec cette différence toutefois que sa consistance,
devenue très dure, rend invraisemblable la confusion
de cette pièce prothétique avec les caractères objectifs
d'une glande naturelle. Ni maintenant, ni jamais
depuis l'orchidectomie, le sujet n'a présenté aucun
trouble psychique et il est enchanté de mon opération.

Le second prostatique, âgé de soixante-huit ans,
était rétentionniste depuis trois ans. Sa prostate n'était
ni très grosse ni très dure; elle faisait une saillie
moyenne du côté du rectum, mais, du côté de l'urètre,
elle enserrait étroitement une sonde en gomme n° 16,
qui faisait souvent saigner le canal. La castration
double, pratiquée le 13 juin 1896, amena au bout de
six heures la disparition complète de la rétention et
la diminution progressive tant du volume que de la
consistance prostatiques. La prostate avait totalement
cessé d'être appréciable au bout de huit mois. Le
malade continua à uriner librement et à évacuer sans
sonde tout le contenu de sa vessie jusqu'à sa mort
survenue brusquement, par hémorragie cérébrale, le
8 avril dernier, c'est à dire dix mois après la castration. Chez lui, non plus, je n'ai eu à regretter aucun

désordre psychique post-opératoire, et les deux ovules de soie, restés parfaitement tolérés au fond de son scrotum flétri, ont pu jusqu'à la fin lui donner l'illusion, malgré leur excessive dureté, de deux testicules naturels.

Chez ces deux prostatiques, par conséquent, la castration a donné au point de vue urinaire d'excellents résultats. Le résultat a été parfait chez le malade dont la rétention complète a totalement et pour toujours disparu ; moins satisfaisant, mais très notable, chez celui dont la rétention complète a été remplacée par de la rétention partielle. A noter chez tous les deux, depuis l'orchidectomie, une décrépitude et une diminution des forces hors de proportion avec leur âge, sans parler de l'extinction définitive de leur activité génésique.

La résection des canaux déférents et l'hypertrophie de la prostate (¹);

L'année dernière, au Congrès de Chirurgie, je relatai l'observation personnelle de quatre prostatiques atteints depuis plusieurs années de rétention complète d'urine et traités par la résection des déférents. J'apporte aujourd'hui dix-sept nouveaux cas de vasectomie double pratiquée dans des conditions identiques, c'est à dire chez des prostatiques en rétention chronique. Avant de donner les résultats de cette série nouvelle, je crois devoir dire ce que sont devenus mes quatre anciens opérés.

Ils sont exactement aujourd'hui — dix-neuf, vingt-deux, vingt-quatre et vingt-six mois après la vasectomie — dans la même situation qu'il y a un an : persistance de la rétention complète, mêmes difficultés des cathétérismes, même état de la prostate et des testicules. Le seul bénéfice post-opératoire a consisté, pour deux d'entre eux, dans la disparition des orchites par cathétérisme dont ils étaient précédemment affligés.

Les dix-sept opérés nouveaux que je viens signaler au Congrès étaient tous en rétention chronique. Mais, tandis que huit avaient de la rétention complète, chez neuf il existait de la rétention incomplète.

a. *Prostatiques avec rétention chronique complète.* — Au nombre de huit et âgés de cinquante-cinq à soixante-dix-neuf ans, ils étaient absolument incapables d'uriner sans sonde depuis une période de temps

---

(¹) Communication faite au IIᵉ Congrès français d'Urologie de Paris, le 22 octobre 1897.

comprise entre treize mois et quatre ans, soit une moyenne de trente mois. Trois présentaient de l'infection vésicale ; deux avaient la vessie et les reins infectés. Cinq d'entre eux avaient une prostate moyennement développée, sans saillie bien accentuée, soit du côté du canal, soit du côté du rectum, mais de consistance régulièrement dure. Les trois autres avaient une glande grosse au minimum comme une mandarine et proéminente à la fois dans l'urètre et l'intestin, tout en permettant assez facilement le cathétérisme. Deux enfin avaient eu, à différentes reprises, des orchites de sondage, du seul côté gauche dans un cas, des deux côtés dans l'autre cas. Chez aucun de ces malades la projection du jet ne dépassait vingt centimètres.

La résection bilatérale et simultanée des déférents n'a amené aucune modification appréciable, au bout d'un temps variable entre six et dix mois après l'opération, ni sur l'infection, ni sur la rétention qui persiste complète, ni sur sur la projection du jet urinaire transmis par la sonde, ni sur l'état de la prostate, restée sensiblement identique à ce qu'elle était autrefois. Les testicules n'en ont retiré que la disparition post-opératoire des orchites constatées antérieurement.

Deux de ces malades ont succombé, six mois et demi et neuf mois après la vasectomie, d'accidents étrangers à l'opération et au prostatisme.

b. *Prostatiques avec rétention chronique incomplète.* — Ces neuf malades étaient âgés de soixante à soixante-dix-sept ans. Huit d'entre eux n'avaient que de la rétention incomplète sans distension, avec résidu vésical oscillant entre 75 et 485 grammes. Sur ces huit, quatre avaient de l'infection vésicale, deux de l'infection simultanée de la vessie et des reins. Un seul présentait de la rétention incomplète avec distension, mais sans infection.

La prostate, chez deux de ces malades, était énorme et atteignait le volume du poing. Chez les sept autres malades, elle était du volume d'une petite orange dans deux cas, et dans les autres cas de dimension moyenne, sans prédominance marquée de tel ou tel lobe.

Trois avaient eu des orchites doubles à répétition. La projection du jet était, chez deux de ces malades, de quinze et de vingt-cinq centimètres; chez les autres, elle ne dépassait pas la verticale.

La résection des déférents, pratiquée depuis un temps qui varie entre trois et onze mois, n'a, pas plus que chez ceux de la catégorie précédente, modifié en rien le degré de l'infection urinaire, de la rétention, ni de la contractilité vésicale, non plus que l'état apparent de la prostate ou des testicules. Les orchites du cathétérisme ont seules cessé d'apparaître depuis mon intervention.

Sur ces dix-sept opérés, sept furent soumis à l'anesthésie générale par le chloroforme (comme d'ailleurs les quatre prostatiques de ma première série); dix à l'anesthésie locale par la cocaïne, en injections hypodermiques. Dans tous les cas, anciens et nouveaux, l'intervention consista en deux incisions séparées, portant chacune sur la portion funiculaire du canal correspondant, et en la résection, entre deux ligatures perdues à la soie, de deux à quatre centimètres du canal déférent, finalement cautérisé au fer rouge sur la tranche de ses deux bouts sectionnés. Chez tous mes opérés, la réunion immédiate de la plaie fut tentée, avec interposition d'un mince pinceau de catgut dans l'angle inférieur de l'incision, et obtenue aseptiquement sous un simple pansement à la pâte de Socin.

Quant à la fonction sexuelle, elle n'a subi, du fait de la vasectomie, aucun amoindrissement. Ceux de mes opérés qui avaient, avant l'intervention, des érections et des éjaculations les ont, paraît-il, intégralement conservées par la suite; mais le liquide éjaculé par eux n'a pas été soumis à l'examen microscopique.

En somme et pour conclure, je puis redire aujourd'hui, à la suite des vingt-une vasectomies doubles pour prostatiques en rétention chronique complète ou incomplète que j'ai pratiquées jusqu'ici, ce que je disais il y a un an à la suite de mes quatre premières opérations. *La résection des déférents chez les prostatiques atteints de rétention chronique n'a procuré d'autres bénéfices à mes opérés que de prémunir pour l'avenir leurs testicules contre les orchites de cathétérisme, antérieurement constatées chez quelques-uns d'entre eux.*

Pyonéphrose ou congestion rénale (¹)?

Le rôle si important que joue la congestion dans la pathologie urinaire et notamment dans la pathologie rénale n'a plus besoin d'être démontré. Aussi, n'est-ce point pour apporter un fait de plus à l'appui d'une doctrine aujourd'hui classique que je fais la présente communication. C'est uniquement pour insister sur l'excessive difficulté qu'il y a parfois à différencier cliniquement une simple congestion rénale d'une pyonéphrose. M. Albarran nous a, l'année dernière, signalé ici même plusieurs cas où ressort nettement la part que peut prendre la congestion dans l'augmentation de volume du rein, au point d'en imposer pour une rétention purulente. Personnellement, il m'a été donné dernièrement d'observer un fait susceptible d'être rapproché de ceux présentés par notre collègue et j'ai cru intéressant de vous le signaler.

Il s'agissait d'une femme de la campagne, âgée de quarante-six ans, autrefois atteinte de lithiase urique, et qui, depuis l'âge de trente-deux ans, présentait une infection post-puerpérale de la vessie et consécutivement des voies urinaires supérieures. A deux reprises, elle avait rendu par l'urètre, en septembre 1896, de gros calculs phosphatiques. Depuis le mois de mai dernier, existaient des crises subintrantes de cystite douloureuse, avec sensation de corps étranger et coliques vésicales rappelant par leur intensité les grandes douleurs de l'accouchement.

(¹) Communication faite au IIe Congrès français d'Urologie de Paris, le 22 octobre 1897.

Le 22 juillet 1897, elle se fit porter à ma Clinique où elle avait peine à se tenir debout, tant sa faiblesse était extrême. Elle était maigre, sa peau sèche, bistrée et chaude. Les urines, qu'elle rendait sous elle continuellement avec d'affreuses souffrances, étaient purulentes et abominablement fétides. La langue était rouge vif, desséchée. L'amaigrissement se comptait, nous dit-elle, par une diminution de poids de 20 kilos depuis trois ans. Le ventre, distendu par des anses intestinales très sonores, présentait un empâtement profond et douloureux tout le long de chaque uretère. Les deux reins étaient considérablement augmentés de volume et descendaient au niveau de l'ombilic. Le ballonnement rénal était manifeste des deux côtés, la douleur spontanée plus vive à gauche, la tuméfaction prédominante à droite. Le palper hypogastrique arrachait des cris à la patiente.

Un explorateur à boule n° 18, introduit dans la vessie, heurta immédiatement un énorme calcul qui bouchait l'orifice profond du canal et empêchait l'instrument de pénétrer. Une sonde béquille n° 16 arriva à frottement dur à passer sous le calcul et donna issue à une centaine de grammes de pus verdâtre, d'odeur repoussante. Impossible de laisser cette sonde à demeure, tant elle faisait souffrir la malade. Après un abondant lavage au nitrate d'argent, je la retirai, mais non sans peine, saisie qu'elle était étroitement entre le calcul et la paroi vésicale.

Le diagnostic ne paraissait pas discutable : cystite ancienne avec calcul secondaire; infection ascendante et dilatation des uretères; double et volumineuse pyonéphrose.

Courant au plus pressé, je pratiquai le 23 juillet l'extraction, par la taille vaginale, du calcul qui était composé de phosphate ammoniaco-magnésien, pesait 65 grammes et mesurait six centimètres et demi de longueur, sur quatre et demi de largeur. Pour mieux assurer le drainage permanent de la vessie et des uretères, je laissai béante la plaie opératoire, destinée à demeurer pour quelque temps fistuleuse. A partir de ce moment, la vessie et le vagin furent soigneusement désinfectés matin et soir, et la fonction vésicale désormais supprimée, grâce à l'évacuation continuelle des urines par la fistule vaginale. Plus de besoins d'uriner, plus de douleurs au niveau de la vessie. Mais la fièvre persistait avec la tuméfaction, l'endolorissement et le ballottement des deux reins.

Le 30 juillet, je pratiquai du côté droit, qui était plus volumineux, la néphrotomie lombaire, dans le but d'évacuer une énorme pyonéphrose. Le rein mis à nu avait bien les dimensions d'une grosse tête fœtale. Il était d'un rouge pourpre, sa surface régulière et de consistance égale. Je le fendis sur son bord convexe et dans toute son épaisseur. Pas une goutte de pus ou d'urine, pas de calcul : rien qu'une abondante nappe de sang, dont j'arrêtai l'écoulement par quelques minutes de compression. L'organe n'était aucunement dilaté. La plaie rénale fut aussitôt refermée au catgut, ainsi que les plans musculaires et aponévrotiques sus-jacents. La peau fut, sans drainage, suturée au crin de Florence dans toute son étendue. Pensant avoir affaire à une disposition semblable du côté gauche, je m'en tins à cette unique néphrotomie, dont les plaies étaient réunies par première intention au bout d'une semaine.

La couleur des urines et la santé générale se sont par la suite progressivement améliorées et j'ai pu, le 13 août, fermer la fistule vésico-vaginale par le procédé de dédoublement. Aujourd'hui, la malade, guérie de tous ses accidents et de ses trois opérations, a recouvré la limpidité des urines, l'indolence et la rareté physiologiques de la miction. Les uretères sont imperceptibles et insensibles à la palpation. Les reins sont à peine plus gros qu'à l'état normal et complètement indolores. L'état général est parfait.

Chez ma malade, par conséquent, tous les phénomènes cliniques conspiraient en faveur du diagnostic *pyonéphrose* : d'une part, l'infection profonde et an-

cienne de la vessie et des uretères, la purulence des
urines, la fièvre continue, l'amaigrissement; d'autre
part, la tuméfaction considérable et la douleur tant
spontanée que provoquée des deux reins, un ballottement rénal aussi évident qu'on peut le souhaiter. Il
n'y avait pourtant ici ni purulence ni rétention rénales, mais une simple congestion. Cela est certain
pour le rein droit, comme l'a démontré l'inutile néphrotomie que j'ai pratiquée; cela est probable pour
le rein gauche, dont l'évolution clinique a été identique
à celle du côté opéré. La congestion rénale paraît
avoir eu pour point de départ les contractures doulou-
reuses de la vessie depuis longtemps enflammée et
sans cesse en butte contre le calcul qui l'habitait.
Peut-être faut-il aussi faire jouer un certain rôle à la
gêne que devait opposer au drainage naturel des uretères la compression exercée à leur niveau par les
deux extrémités de ce calcul, qui reposait transversa-
lement sur le plancher vésical et s'arc-boutait sur les
parois latérales de la vessie. A mesure qu'après la
suppression du corps étranger et l'établissement d'une
large fistule vésico-vaginale la cystite douloureuse et
les lésions uretérales ont progressivement disparu, la
congestion rénale s'est elle-même effacée peu à peu.
Et je ne crois pas que la néphrotomie — faite, je le
répète, par erreur, comme aussi sans le moindre
dommage pour la malade — ait en rien contribué à la
guérison de la tuméfaction congestive du rein. Cette
guérison a été obtenue après la néphrotomie, mais on
l'eût assurément obtenue sans elle.

Traitement des fistules vésico-vaginales par le procédé de dédoublement (¹);

Le traitement des fistules vésico-vaginales par le procédé de dédoublement m'a donné sur trois cas trois succès immédiats et complets, qui m'ont démontré la supériorité de cette méthode sur la méthode américaine. C'est ce procédé dont Gerdy, puis Duboué, de Pau, ont, il y a longtemps déjà, posé les règles et qui, repris ultérieurement en Allemagne par Sänger, Fritsch, Walcher, Fenomenoff, a été dernièrement réhabilité en France par M. Ricard. Il consiste, je crois inutile de le redire avec de longs détails, à dédoubler de chaque côté de la fistule la paroi vésico-vaginale par un avivement d'un à deux centimètres, de façon à affronter par leurs faces cruentées : d'une part, les deux lèvres vésicales refoulées vers la vessie; d'autre part, les deux lèvres vaginales dont les bords libres forment un relief saillant dans le vagin.

L'opérée est placée dans le décubitus dorsal, avec bassin très relevé, de manière à rendre presque verticale la paroi vaginale antérieure, qu'on a mise ainsi bien sous l'œil et sous la main.

Quant à l'instrumentation, elle est aussi simplifiée que possible : un abaisseur vulvaire, des pinces, un bistouri, des ciseaux, une aiguille courbe.

L'opération, après désinfection minutieuse de la vessie et du vagin, comprend trois temps : abaissement de la fistule à l'aide de pinces érignes placées

(¹) Communication faite au IIᵉ Congrès français d'Urologie de Paris, le 23 octobre 1897.

aux deux extrémités du grand diamètre de la fistule, et qui extériorisent pour ainsi dire le champ opératoire ; dédoublement au bistouri de chaque lèvre fistulaire ; en dernier lieu, suture des lambeaux.

Chez mes trois opérées, avec des aiguilles de Hagedorn j'ai réuni, par des sutures perdues au catgut n'intéressant pas la muqueuse vésicale, les faces avivées des deux lambeaux vésicaux. Puis, j'ai suturé au fil d'argent les deux lambeaux vaginaux adossés par leurs faces profondes. Enfin, tamponnement aseptique du vagin et mise à demeure, par l'urètre, dans la vessie d'une sonde de Malécot, maintenue constamment béante au fond de l'urinal antiseptique de Duchastelet. Cette sonde, facilement tolérée, a dérivé toute l'urine jusqu'à parfaite réunion de la suture et ablation des fils métalliques, du huitième au dixième jour après l'opération.

Sur mes trois malades, l'une, âgée de quarante et un ans, avait depuis quatre ans, à la suite d'un accouchement désastreux, une perte de substance oblongue de la dimension d'une pièce d'un franc et siégeant à un centimètre du col. Trois fois opérée sans succès par le procédé américain, elle était au bout de dix jours complètement et définitivement fermée par le procédé de dédoublement.

Ma seconde malade, âgée de soixante-dix ans, avait depuis sept ans une énorme fistule consécutive au port d'un vieux pessaire oublié pendant treize ans dans le vagin. Une première opération par la méthode américaine avait été pratiquée sans résultat dix mois auparavant : la perte de substance, longue de trois centimètres sur quinze millimètres de largeur, était solidement oblitérée par le procédé de dédoublement huit jours après mon intervention.

La troisième de mes opérées, âgée de quarante-six ans, est une femme à qui j'avais extrait par la taille vaginale un volumineux calcul vésical compliquant une infection ancienne et profonde de la vessie et des uretères. Une fois le calcul enlevé, je laissai béante la plaie opératoire pour mieux assurer le drainage permanent de la vessie. La plaie ainsi fistulisée était longue de deux centimètres et large d'un centimètre et demi. Elle occupait la hauteur du triangle de Pawlick et existait depuis trois semaines lorsque je la suturai de la même façon que celle des deux autres malades. Ce cas était évidemment plus facile, puisque la solution de continuité était de fraîche date et sans grand amincissement des bords. Mais je ne crois pas qu'un autre procédé m'eût aussi facilement et aussi sûrement permis d'en obtenir la réunion primitive.

Bien que le nombre des faits que j'apporte soit très restreint, je ne puis m'empêcher de baser sur eux une préférence très justifiée en faveur du procédé de dédoublement, qui me paraît de beaucoup le meilleur. Je partage donc les conclusions présentées à ce sujet par M. Ricard au dernier Congrès de chirurgie. Comme lui, j'estime que la technique classique suivie par la majorité des chirurgiens doit céder le pas à celle qui a pour elle la simplicité, la facilité, l'efficacité.

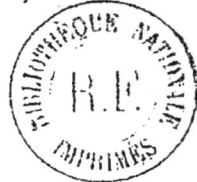

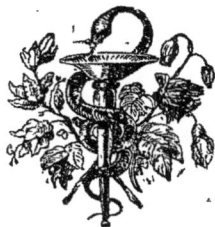

www.ingramcontent.com/pod-product-compliance
Lightning Source LLC
Chambersburg PA
CBHW060531200326
41520CB00017B/5202